DES MOYENS DE PRÉVENIR

LA

RÉCIDIVE DU CANCER DU SEIN

APRÈS SON EXTIRPATION,

PAR M. AMÉDÉE BONNET,

CORRESPONDANT DE L'INSTITUT, PROFESSEUR A L'ÉCOLE DE MÉDECINE DE LYON.

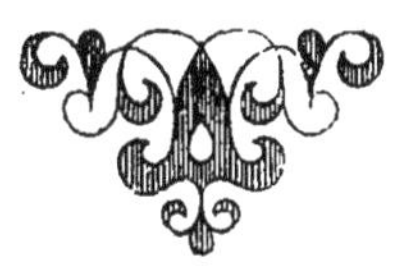

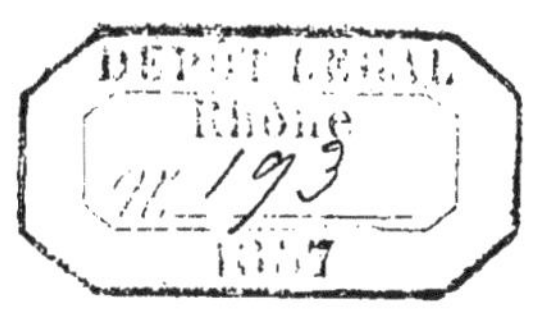

LYON

IMPRIMERIE D'AIMÉ VINGTRINIER,

QUAI SAINT-ANTOINE, 36.

—

1857.

LA RÉCIDIVE DU CANCER DU SEIN

APRÈS SON EXTIRPATION.

Il est un grand nombre de médecins que n'ont pu convaincre ces assertions sans cesse reproduites de la curabilité du cancer par des opérations, et qui, regardant les faits à l'appui de cette thèse comme trop contestables et trop exceptionnels, partagent l'opinion antique, si bien formulée par Hippocrate et par Celse, sur la récidive constante des cancers opérés et sur la marche promptement fatale qu'ils suivent après leur reproduction. Pour ces médecins, et je suis de ce nombre, il n'est pas de problème plus difficile à résoudre que celui auquel donne lieu la direction médicale d'une femme qui porte au sein une tumeur cancéreuse. Si on lui conseille de se borner à des moyens hygiéniques et médicaux, on prévoit que le mal fera des progrès incessants, et qu'en se voyant dévorer un jour par un cancer affreux, la malade accusera le médecin de timidité et d'inertie : reproches d'autant plus inévitables que l'inaction aura été conseillée contrairement aux opinions répandues, et qu'en présence des progrès continuels du mal, le regret de l'occasion manquée ne tardera pas à se faire entendre et à se présenter avec l'apparente autorité de la science.

Cependant, si, dans la crainte d'assumer la responsabilité d'un aussi triste avenir, le chirurgien se décide à pratiquer l'opération, il peut prévoir les regrets que fera naître la récidive, et se faire un reproche de conscience de céder à l'appréhension du blâme et à l'entraînement de ce qu'il regarde comme une erreur et un danger. Je n'ai pas besoin de dire qu'il n'évitera pas les inconvénients de la situation, en ayant recours aux moyens aussi nombreux qu'inutiles dont la matière médicale encombre chaque jour la médecine pratique. L'hésitation est donc bien naturelle, lorsqu'il n'a ainsi que le choix des fautes et qu'il ne trouve que périls dans toutes les directions qui s'offrent devant lui.

Comment échapper dès lors à la difficulté? Je crois qu'on le peut dans certains cas, en faisant suivre un traitement général capable de rétablir la santé, et en opérant lorsque l'ensemble des fonctions est revenu à son état normal; en d'autres termes, qu'il faut demander aux méthodes hygiéniques et médicales une modification constitutionnelle préparatoire, et, aux méthodes opératoires l'extirpation du mal.

Une telle conduite du chirurgien suppose qu'une altération de la santé, nécessaire au développement des tumeurs malignes, précède leur apparition; que cette affection constitutionnelle peut être assez bien connue pour devenir la base d'indications positives, et qu'il existe des méthodes thérapeutiques par lesquelles on peut satisfaire à ces indications.

Ces pensées sont celles que j'adopte et que je viens développer dans ce travail. Elles diffèrent profondément de celles qui ont cours dans l'école de Paris et qui sont représentées surtout par les ouvrages récents de M. Lebert et de M. Velpeau; mais elles me semblent néanmoins vraies, et j'espère prouver qu'elles sont de nature à faire sortir la thérapeutique du cancer de la voie exclusivement opératoire ou exclusivement pharmaceutique dans laquelle elle se traîne depuis tant d'années.

§ 1. — *Des rapports de préexistence entre la diathèse cancéreuse et les lésions locales.*

Deux opinions règnent dans la science sur les conditions au milieu desquelles se développent les cancers.

Suivant les uns, cet ordre de lésion, suite habituelle de causes extérieures, est primitivement local. Il commence sans que la constitution ait été préalablement affectée ; et si à une période avancée on observe tous les caractères d'une affection générale, cette diathèse est l'effet de l'extension, à tout l'organisme, d'un état morbide localisé à son début. Suivant les autres, l'économie tout entière est primitivement atteinte ; la lésion locale est consécutive : elle n'est que la manifestation extérieure d'un état général toujours préexistant.

L'opinion qui rapporte la diathèse cancéreuse à l'infection exercée de proche en proche par une lésion primitivement locale, n'a pas pour elle l'autorité que donne une adhésion prolongée pendant plusieurs siècles : émise par Peyrilhe, elle n'a paru dans la science que dans le cours du siècle dernier ; mais elle a eu le patronage de l'Académie de chirurgie et celle d'un grand nombre d'auteurs de notre temps, parmi lesquels je citerai surtout M. Velpeau et M. Lebert.

M. Velpeau, dans son bel ouvrage sur les maladies du sein, insiste plus d'une fois sur la nécessité de considérer le cancer comme une lésion primitivement bornée à la partie sur laquelle on le voit apparaître.

« Toute affection, par vice interne, dit-il, qui peut amener à la longue une manifestation locale, indique son existence de deux façons : 1° ou bien, ainsi que cela se voit dans les cachexies, dans le scorbut en particulier, l'état général est altéré avant que le mal s'établisse sur un point plutôt que sur un autre ; 2° ou bien le mal s'annonce d'abord par une perturbation dont la manifestation locale n'est en quelque sorte que la crise.

Rien de semblable évidemment ne peut être dit du cancer ; avec lui, au contraire, c'est d'abord une tumeur extérieure qui sert de foyer primitif au mal, et c'est à partir de ce moment seul que le reste de l'économie commence à s'infecter ; il a, enfin, toutes les allures d'un vice, d'un mal local qui tend à se généraliser, et non d'un vice ou d'un mal général qui tend à se localiser. »

L'opinion de la diathèse préexistante a pour elle, dans la science antique, l'autorité d'Hippocrate et de Celse, et parmi les modernes, celle de l'Ecole de Montpellier, de Monro, Boyer, etc.

Plusieurs des motifs développés par cette école sont plutôt de nature, si j'en juge par l'argumentation de Boyer, à démontrer l'existence de la diathèse cancéreuse que sa préexistence à toute lésion locale. Parler, comme le fait ce dernier auteur, de l'homogénéité des cancers dans toutes les parties du corps 'et de leur tendance à la récidive, c'est rappeler des faits qui trouvent leur place dans l'idée du caractère secondaire aussi bien que dans celle du caractère primitif de la diathèse primitive.

Les raisons tirées de l'influence qu'exercent l'hérédité, l'âge critique, le tempérament bilieux et nerveux, ont plus de valeur, car l'âge et le tempérament préexistent à toute lésion locale : mais on conçoit sans peine qu'elles aient paru insuffisantes. Pour lever tous les doutes, il faut démontrer que l'altération de la santé a précédé l'apparition des tumeurs, et que la diathèse s'est manifestée par des signes évidents avant toute lésion locale.

Or, c'est là précisément ce qu'on observe chez les femmes qui, à un certain âge, sont atteintes de squirrhes ou d'encéphaloïdes. Jamais elles n'ont été bien portantes. Des névralgies, des migraines, des alternatives de frissons et de fièvre, des douleurs vagues les ont toujours tourmentées pendant une grande partie de leur existence. Si l'apparence du visage et les premiers rapports ont conduit à croire que le cancer s'est développé au milieu de la santé, on s'est laissé aller à une première impression qu'aurait détruite un examen attentif.

Interrogez sur son état habituel une femme affectée d'un squirrhe du sein et ayant atteint ou dépassé l'âge critique : elle vous répondra souvent que sa santé ne laissait rien à désirer. Mais si, dans la défiance où vous êtes de la justesse de sa réponse, vous voulez savoir si elle a de la moiteur après avoir couru ou marché rapidement, elle vous dira qu'elle n'a jamais transpiré et le toucher de sa peau vous montrera une sécheresse, une aridité dont la seule existence, eu égard à l'importance des fonctions cutanées, suffira pour vous expliquer la prédisposition aux maux les plus divers.

Si, poursuivant l'examen de cette femme qui se dit bien portante, vous l'interrogez sur sa calorification, elle vous dira que ses pieds sont toujours glacés, qu'elle a beaucoup de peine à se réchauffer, que des vêtements chauds lui sont nécessaires ; qu'elle est sujette à des frissons passagers, que tantôt elle a trop froid, que tantôt elle a trop chaud. Vous reconnaîtrez alors un abaissement de la calorification normale, que vient de temps en temps suppléer un léger état fébrile.

Quand vous aurez reconnu un trouble aussi profond dans des fonctions essentielles, vous pourrez vous attendre à ces malaises variés, à ces douleurs vagues et errantes qui se manifestent sous forme de migraines, de névralgies, de rhumatismes nerveux, et il vous suffira de quelques questions pour savoir que ces femmes étaient sujettes, tantôt à des maux de tête périodiques, accompagnés de vomissements, tantôt à des douleurs aiguës qui ne disparaissaient d'une partie que pour se porter dans une autre.

Bien plus, et cette remarque est de la plus haute importance, souvent avec l'apparition de la tumeur squirrheuse du sein vous verrez coïncider la diminution très-sensible des souffrances et même des troubles fonctionnels auxquels les femmes étaient en proie depuis de longues années.

Je conviens, toutefois, qu'il est des cas où l'examen le plus attentif, l'interrogation la plus minutieuse ne révèlent aucun dérangement dans la santé avant l'apparition d'une tumeur maligne du sein. Mais ces cas sont tellement rares qu'il est permis de soupçonner que l'intégrité apparente de la santé tient, ou à un défaut d'attention de la part des malades, ou à l'insuffisance de nos moyens d'investigations.

§ 2. *Des troubles fonctionnels qui précèdent ordinairement l'apparition des cancers.*

Puisqu'il est démontré qu'une altération dans la santé précède constamment, à quelques exceptions près, le développement du cancer, il importe de rechercher quels sont les caractères de cette affection générale primitive.

Pour établir ces caractères, on a fait appel, d'une part, à la méthode descriptive; de l'autre, à la théorie. La méthode descriptive a consisté à signaler les conditions d'âge, de tempérament, de facies qu'on a coutume d'observer dans la diathèse ou dans la cachexie cancéreuse. La théorie a conduit à attribuer cette diathèse, ici à l'atrabile, là à l'irritation, ailleurs à tout autre principe.

Je pense qu'il ne faut pas plus se contenter des simples descriptions, qui ne produisent aucune indication curative, qu'il ne faut se laisser aller à des hypothèses par lesquelles on cherche vainement à pénétrer la nature intime des choses. Dans cette situation intermédiaire à l'empirisme et aux théories, se trouve l'étude des changements que subissent les fonctions essentielles de la vie.

La peau, avons-nous dit, est habituellement sèche, et ne transpire presque jamais, même sous l'empire de la chaleur et de la course. La sueur et les matières grasses sont donc sécrétées en trop faible proportion, en d'autres termes, il existe un affaiblissement des sécrétions cutanées qui ne peut languir pendant longtemps sans que la santé n'en subisse une profonde atteinte.

La peau, habituellement aride, n'est le siége que d'une circulation capillaire insuffisante, et elle garde sa pâleur sous l'influence d'excitants divers, comme les frictions ou les douches.

L'affaiblissement de la calorification n'est pas moins évident, en général, que l'affaiblissement des fonctions cutanées; la crainte du froid, la disposition aux frissons n'auraient pas lieu si la production de la chaleur avait conservé son type normal.

A ces troubles fonctionnels s'en ajoutent souvent d'autres, tels que la diminution ou la suppression des règles, l'état nerveux produit par des affections tristes, vives ou prolongées.

Ces diverses formes de l'altération de la santé doivent-elles être considérées comme de simples coïncidences? ou doit-on y voir une condition favorable ou indispensable au développement des tumeurs malignes?

Si l'on remarque que toutes ces perturbations fonctionnelles signalées plus haut existent fréquemment chez des femmes simplement affectées de maladies nerveuses ou rhumatismales, on verra qu'il y aurait une grande erreur à considérer la sécheresse et la pâleur de la peau, l'abaissement de la calorification et le dérangement des menstrues comme caractérisant la diathèse cancéreuse.

Mais, d'un autre côté, il est raisonnable de penser que puisque ces troubles fonctionnels sont si fréquents, ils placent la constitution dans un état favorable au développement des tumeurs malignes.

Quelle que soit l'opinion qu'on adopte sur la nature intime de ces tumeurs; qu'on les regarde comme des végétations fongueuses ou des cellules spéciales, on ne peut méconnaître que ce sont des corps parasites qui vivent aux dépens de l'organisme sur lequel ils s'implantent. On ne peut mieux les comparer, ce me semble, qu'à ces champignons qui se développent sur des arbres déjà vieux et malades. Sans doute la vieillesse et la maladie de ces arbres ne suffisent pas pour que des champignons s'y implantent et y vivent à leurs dépens; mais l'affaiblissement de leur vitalité diminue indubitablement leur résistance à l'implantation et à l'accroissement de ces êtres parasites : il en est de même, sans aucun doute, des altérations de la santé par rapport aux tumeurs cancéreuses.

Et à ce sujet, je ferai observer que si la perturbation de l'état général influe puissamment sur l'apparition des tumeurs malignes, il faut en tenir un grand compte dans le pronostic.

Sans doute, pour juger de la marche ultérieure des lésions, de la rapidité probable de leur accroissement, et des chances de leur récidive, il faut avoir égard à leur état anatomique, comme le font tous les auteurs. Sans doute, il faut distinguer le squirrhe des encéphaloïdes, les tumeurs adhérentes de celles qui sont fixes, etc., etc. Mais l'on ne portera qu'un pronostic imparfait, si l'on se borne à cet examen de l'état local.

Jamais il ne faut négliger de tenir compte de la transpiration, de la calorification, de l'état du système nerveux et des fonctions digestives, de la couleur de la peau, de sa circulation capillaire; et plus l'on trouvera que ces fonctions s'éloignent de l'état normal, plus on aura de peine à les rendre à leur régularité, et plus on pourra juger défavorablement de l'avenir des malades.

Certainement, l'admirable harmonie qui existe entre toutes ces manifestations de l'état morbide, fera trouver une intime liaison entre les inductions qu'on pourra tirer, d'une part, de l'état général, et de l'autre de l'état local : mais le pronostic n'en sera que plus assuré, et la notion du mal plus complète.

§ 3. *Indication des méthodes thérapeutiques propres à régulariser les fonctions dont le dérangement précède le développement des cancers.*

La divergence profonde que nous avons signalée dans les opinions des auteurs sur l'ordre dans lequel s'enchaînent les phénomènes locaux et généraux de l'affection cancéreuse, se réfléchit, comme on le pense bien, dans leur appréciation des moyens thérapeutiques.

Ceux pour qui le cancer est local à son début, conseillent l'extirpation des tumeurs, en recommandant de les enlever le plus tôt possible, afin de prévenir ou d'arrêter dans son cours la propagation du mal.

Pour les partisans de la diathèse préexistante, l'opération n'enlève qu'un élément secondaire et subordonné, et, en laissant subsister la cause des lésions locales, elle ne peut avoir aucun effet utile. A ce point de vue, on peut rejeter les opérations, n'en admettre l'emploi qu'après un traitement général capable de détruire toute disposition intérieure. Cette dernière conclusion est celle que j'adopte. Elle ne conduit ni à l'illusion, qui fait voir une ressource efficace dans l'opération hâtive et sans préparation; ni au découragement, qui proscrit toute extirpation locale. Elle admet l'intervention de la médecine opératoire; mais seulement comme complément d'une *cure* que les moyens généraux ont commencée. Elle imite, dans l'ordre thérapeutique, la succession que nous admettons dans l'évolution pathologique, savoir : la modification de l'économie avant celle de l'état local.

Si l'on adopte ces vues, on commencera, avant tout, par un traitement général propre à rétablir la santé. Cette manière de voir, si conforme au bon sens et qui découle si rigoureusement des prémisses que nous avons posées, n'est pas nouvelle dans la science : on la trouve très-formellement exprimée dans la Nosologie méthodique de

Sauvage ; et qu'on le remarque bien , il ne s'agit pas, suivant cet auteur, de cette préparation de quelques jours par laquelle on dispose les malades à une opération , mais d'une préparation de plusieurs mois, prolongée pendant l'été et pendant l'automne et assez puissante pour modifier toute la constitution.

Dans cette longue médication , on doit surtout avoir en vue, si nous avons bien raisonné jusqu'à présent, de ramener à leur état normal les fonctions de la peau, celles de la digestion, du système nerveux et de la production de la chaleur.

Il est inutile de dire que si ce sont là les indications à remplir, on ne réussira pas plus avec la ciguë qu'avec l'arsenic, avec l'iode qu'avec les métaux; et qu'il faudra repousser toutes les substances qui, par leur nature, leur dose, ou leur mode d'administration, peuvent altérer la santé.

Ces éliminations faites, on peut songer aux méthodes diverses, dont l'expérience a démontré l'utilité pour faire cesser la sécheresse de la peau, la crainte du froid, la langueur des digestions.

Dans cette intention, j'ai pensé d'abord à l'hydrothérapie, dont le mode d'action est si bien en rapport avec le but que je signale. La *cure* par l'eau froide a , du reste, l'avantage de pouvoir être continuée pendant plusieurs mois de suite, d'être abandonnée, puis reprise pendant un temps plus ou moins long ; avantage signalé, car on ne change qu'avec le temps des dispositions constitutionnelles, et pour lesquelles il faut opposer en quelque sorte la chronicité du traitement à la chronicité du mal.

Malheureusement, un traitement hydrothérapique n'est pas facilement applicable? Dans les hôpitaux, tout manque pour le mettre en pratique : conditions hygiéniques, appareils nécessaires, domestiques nombreux et habiles. Dans la pratique civile, la dépense assez élevée que nécessite un séjour de plusieurs mois dans des établissements spéciaux arrête toutes les personnes peu fortunées ; et parmi celles, en assez petit nombre, auxquelles les ressources pécuniaires permettraient l'emploi de la méthode, il en est peu qui ne reculent devant l'idée d'un long traitement préparatoire au bout duquel il faudra encore subir une opération redoutée.

Enfin, il est des cas nombreux qui, par leur gravité et par l'altération profonde de la constitution, repoussent l'hydrothérapie. Je comprends dans ce nombre tous les cancers que M. Velpeau recommande expressément de ne pas toucher, et qui forment, suivant lui, la moitié des cas pour lesquels on est consulté.

Ces obstacles à l'emploi de l'hydrothérapie conduisent à rechercher s'il n'existe pas d'autres méthodes qui puissent la remplacer et qui aient comme elle l'avantage de restaurer les forces, d'augmenter l'appétit, d'accroître la chaleur, de rétablir les fonctions cutanées.

Celles qui se présentent le plus naturellement sont les eaux minérales chaudes, dont les effets par des procédés différents se rapprochent beaucoup de ceux de l'hydrothérapie. Evidemment, ce ne sont pas les eaux sulfureuses auxquelles on peut recourir. Les eaux salines très-chargées ne peuvent non plus convenir aux natures en général irritables des femmes affectées de cancers. Les eaux salines douces, comme celles de Néris, de Plombières, d'Ems, de Bade, paraissent devoir atteindre le but proposé : je crois même qu'elles seraient préférables à l'hydrothérapie, si l'on avait à traiter des malades faibles et chez lesquelles la réaction fût insuffisante.

Cependant les eaux minérales elles-mêmes ont les inconvénients de l'hydrothérapie, en ce sens qu'elles ne sont applicables ni aux malades des hôpitaux, ni à ceux qui sont privés de l'aisance, et que la belle saison permet seule leur emploi. Il faut donc chercher les succédanés de ces puissantes méthodes dans des médications plus facilement applicables.

L'hygiène offre incontestablement ici des ressources précieuses. Le choix d'une alimentation en rapport avec l'état des fonctions digestives, et habituellement tonique sans être excitante ; l'exercice à la campagne, et, s'il est possible, l'éloignement des tristes préoccupations font partie de cette hygiène salutaire.

La matière médicale, elle-même, n'est pas toutefois impuissante à donner des moyens propres à ranimer la calorification affaiblie et à exciter les sécrétions cutanées. Et ici se présente naturellement l'usage des sudorifiques, et, en particulier, de la salsepareille recommandé par le docteur Clarke, et sur lequel M. Foltz a rappelé l'attention dans ces derniers temps. Administrée en poudre ou mieux en décoction concentrée et en sirop, la salsepareille peut produire sur l'ensemble de la constitution les modifications salutaires dont nous avons essayé de faire comprendre l'importance.

§ 4. *Des méthodes précédemment indiquées.*

A présent que nous avons établi la nature des indications à remplir dans le traitement général, et signalé les diverses méthodes par lesquelles on peut y satisfaire, il nous reste à exposer les enseignements de l'expérience et à voir jusqu'à quel point la pratique confirme ou repousse les résultats de l'induction. Et d'abord, je commence par établir qu'aucune médication générale ne fait disparaître et n'améliore même incontestablement les tumeurs et les ulcères de nature cancéreuse. On ne voit rien dans les effets de ce traitement qui soit de nature à démentir l'opinion formulée par un grand nombre d'auteurs sur l'impuissance des moyens hygiéniques et médicaux pour procurer la guérison locale.

Comment, du reste, pourrait-il en être autrement ? Pour le médecin qui a étudié l'anatomie pathologique du squirrhe, de l'encéphaloïde et de la mélanose; pour le micrographe qui en a reconnu les éléments tout spéciaux, la disparition de ces tumeurs est impossible. On ne peut faire résorber les tissus fibreux, les cellules cancéreuses et les vaisseaux. Le seul résultat qu'il soit possible d'obtenir est la résorption de la sérosité qui infiltre les tumeurs, résorption qui peut entraîner une diminution sensible, mais non une disparition véritable.

On ne peut attendre, des moyens généraux, que l'amélioration de la santé et une légère diminution des tumeurs.

Je trouve la preuve de cette proposition dans l'analyse que j'ai faite des observations de M. Foltz, sur les effets de la salsepareille, et de celles de M. Devay, sur l'action des eaux minérales dans le traitement du cancer. Je trouve encore cette preuve dans ce que j'ai vu moi-même chez une dame affectée de deux tumeurs squirrheuses du sein, et chez laquelle, pendant deux ans à peu près, on employa envain une série de traitements dont l'usage prolongé de la salsepareille et deux saisons à Plombières formèrent la partie essentielle. Chez elle, le froid habituel des extrémités disparut, la peau habituellement aride devint le siége d'une douce moiteur. Ces changements étaient dus surtout à la boisson sudorifique, car ils s'arrêtaient dès que ce remède était suspendu. Le squirrhe cessa de progresser, il diminua même un peu, mais il persista comme il persiste encore aujourd'hui.

Observant depuis plus de huit années les effets de l'hydrothérapie dans le traitement général du cancer, j'ai recueilli des faits plus nombreux et surtout plus complets sur l'emploi de cette méthode de traitement que sur celui des sudorifiques et des eaux minérales. Et d'abord, quand je parle de traitement hydrothérapique, je n'entends point l'usage restreint des diverses formes sous lesquelles l'eau froide est administrée, soit dans un hôpital, soit dans la pratique particulière. J'entends une médication complète faite dans les conditions de salubrité que présentent la plupart des établissements hydriatriques ; prolongée, non pendant quelques semaines, mais assez longtemps pour modifier puissamment la santé, pendant deux à trois mois, par exemple.

Ces conditions sont celles qu'ont réunies les malades dont je vais rapporter l'histoire. Encore faut-il ajouter que la plupart, après un premier traitement, sont revenues de temps en temps aux pratiques hydrothérapiques.

Parmi ces pratiques, il en est qui ont été suivies indistinctement par toutes les malades; ainsi, dans les établissements de Serin et de Saint-Genis, près de Lyon, on a toujours pratiqué les frictions avec le drap mouillé, deux fois et même trois fois par jour, pendant les premiers temps; plus tard on y a joint les douches en colonne et en pluie fine sur tout le corps, en évitant de frapper les seins. Les maillots secs et surtout humides, une fois par jour, ont précédé les frictions avec le drap mouillé et quelquefois ont été suivies de l'immersion dans la piscine (1).

Pendant le cours de ce traitement général, le médecin ne doit pas négliger de suivre la marche de la lésion locale. Si la tumeur du sein éprouvait un accroissement rapide, si elle menaçait de s'ouvrir, il serait prudent d'opérer avant que l'ulcération se fût produite. Grâce à cette surveillance, l'on évitera les inconvénients que l'on peut reprocher à l'expectation qui entraîne un long traitement hydrothérapique. Au reste, c'est à l'expérience qu'il appartient de prononcer sur les craintes qu'on peut concevoir, et ce sont les résultats de cette expérience que nous allons invoquer actuellement.

(1) M. Jouffroy, ancien directeur de l'établissement de Serin, faisait sur le sein des applications de linges mouillés qu'il recouvrait ensuite de tissus imperméables. Il conseillait également des bains de siége froids et l'usage intérieur et aussi abondant que possible de l'eau froide.

Je crois que cette dernière pratique doit être suivie, autant du moins que le permet l'état des organes digestifs, qu'il faut toujours éviter de fatiguer; mais je partage l'opinion de M. Lubanski, directeur de l'établissement de Longchêne, qui repousse toutes les applications de l'eau froide sur le sein, et qui n'admet pas non plus l'emploi des bains de siége. A son exemple, il faut se borner aux pratiques hydrothérapiques qui agissent sur l'ensemble de la constitution.

Je distribuerai les faits dont j'ai été témoin depuis sept années en diverses catégories, qui permettront de comparer sans peine les conséquences des divers modes de traitement. Ne cherchant qu'à être vrai, je ferai l'histoire des cas malheureux comme de ceux où le succès a couronné mes efforts.

§ 1er. *Malades qui ont suivi le traitement hydrothérapique, mais qui n'ont pas été opérées consécutivement.*

J'ai suivi deux malades qui se sont ainsi bornées à un traitement général : l'une avait des encéphaloïdes envahissant le sein et les parties environnantes ; l'hydrothérapie améliora sa santé, mais vers la huitième semaine du traitement sa tumeur principale s'ulcéra et elle succomba quatre mois plus tard.

La seconde, affectée d'un squirrhe du sein, satisfaite, après trois mois d'une cure par l'eau froide, d'avoir obtenu un notable accroissement dans ses forces et une légère diminution de sa tumeur, ne voulut pas être opérée. Je ne l'ai pas suivie depuis cette époque.

Comme on le voit, dans le premier cas, les encéphaloïdes ont paru accélérés dans leur marche ; dans le second, le squirrhe a semblé diminuer, mais aucune guérison n'a eu lieu ; et dans l'un et l'autre cas, l'on n'a rien observé qui puisse modifier l'opinion généralement admise sur l'impuissance des traitements généraux dans les affections cancéreuses.

§ 2. *Malades qui ont été opérées sans traitement général préalable.*

Dans cette catégorie, je pourrais placer les femmes en si grand nombre, qui sont traitées par les méthodes ordinaires et dont l'histoire a été l'objet d'appréciations faites par un grand nombre d'auteurs et reproduites récemment dans la discussion dont le diagnostic et le traitement du cancer ont été le sujet à l'Académie impériale de médecine. Mais, pour éviter des redites inutiles, je me bornerai aux faits que j'ai recueillis depuis sept années, encore, éliminerai-je ceux que j'ai observés dans les hôpitaux, car les malades de ces établissements étant perdus de vue aussitôt après leur sortie, il est impossible d'apprécier les suites définitives des traitements qu'ils ont suivis.

Dans la limite où je me circonscris, je ne trouve que deux femmes que j'ai consenti à opérer sans préparation. C'était au mois d'octobre de l'année 1853. La marche rapide du mal me fit craindre les dangers d'une longue inaction qu'aurait nécessitée l'attente d'une saison favorable à l'emploi de l'hydrothérapie ou des eaux minérales. L'une de ces malades, opérée pour un encéphaloïde aigu, eut une récidive cinq semaines après l'opération ; elle succomba deux mois plus tard. Chez l'autre, la récidive se fit attendre jusqu'au printemps, mais ne tarda pas aussi à entraîner la mort.

Si, depuis ces faits malheureux, je n'ai plus consenti à aucune opération sans traitement général préalable, j'ai suivi deux malades, qui, rebelles à mes conseils, avaient trouvé des opérateurs plus complaisants. La première vint me trouver trois mois après l'opération ; le cancer avait récidivé avec une rapidité effrayante. Elle regrettait amèrement d'avoir résisté à mes avis, et, comme on le prévoit sans peine, elle ne tardait pas à succomber. La seconde alla chercher au fond de l'Allemagne un chirurgien qui rassemblait autour de lui, de toutes les parties de l'Europe, de malheureuses femmes attirées par les prétendues succès d'un caustique nouveau. Quatre mois plus tard, elle nous revenait avec la récidive, la plus terrible de toutes, celle qui a lieu sous forme de tubercules cancéreux, et elle succombait moins d'un an après la cautérisation.

Il est à remarquer que les quatre malades qui font le

sujet de ces observations avaient toutes des tumeurs circonscrites sans altérations de la peau, sans glandes sous l'aisselle ; et qu'elles étaient dans les conditions locales où se trouvaient les femmes qui feront l'objet du dernier paragraphe et chez lesquelles nous avons réussi à prévenir la récidive.

§ 3. *Malades qui ont été opérées après avoir suivi un traitement hydrothérapique insuffisant.*

La rapidité et la constance d'une récidive mortelle que nous venons de constater chez les femmes qui n'ont suivi aucun traitement préalable à l'opération, se retrouvent chez celles qui se sont fait opérer après une cure hydrothérapique d'une durée insuffisante. Dans ce cas se trouvent deux femmes âgées, l'une de 48 ans, l'autre de 51 ans et que j'avais décidées à grand' peine à entreprendre un traitement hydrothérapique ; elles restèrent dans l'établissement de Serin, l'une, quinze jours et l'autre trois semaines. Attristées de ne voir aucun amendement dans l'état local, elles réclamèrent l'opération ; je ne voulus pas la pratiquer, mais mon refus ne put les convaincre ; et elles trouvèrent facilement des opérateurs d'un avis autre que le mien. Toutes les deux guérirent immédiatement, mais la récidive ne se fit pas attendre : l'une mourut quatre mois, l'autre huit mois après l'opération.

§ 4. *Malades dont les tumeurs du sein se compliquaient de glandes sous l'aisselle et qui ont été opérées après un traitement hydrothérapique suffisant.*

Le triste tableau que nous venons de dérouler reste aussi sombre si nous arrivons aux malades qui ont été opérées après un traitement général suffisant, mais chez lesquelles les tumeurs malignes du sein se compliquaient de glandes sous l'aisselle. Chez les deux malades placées dans cette condition et que j'ai suivies, la récidive n'a pu être prévenue. Dans l'un de ces cas, le cancer enlevé par M. Valette, fut aussi prompt à revenir que dans les cas ordinaires, et la mort eut lieu un an environ après l'opération. Dans l'autre cas que j'opérai moi-même, je pus croire pendant longtemps que j'avais obtenu un résultat inespéré ; mais au bout de deux ans, bien que les cicatrices du sein et de l'aisselle restassent parfaitement intactes, il se forma une tumeur dure au-devant du cartilage de la deuxième côte ; la santé se débilita de plus en plus et la malade finit par succomber deux ans et demi après l'opération.

§ 5. *Malades affectées de tumeurs malignes du sein sans glandes sous l'aisselle, sans ulcération de la peau et qui ont été opérées après avoir suivi un traitement hydrothérapique de trois mois environ.*

Restent à présent quatre malades dont les tumeurs du sein étaient sans ulcération de la peau, sans glandes sous l'aisselle et qui après un traitement hydrothérapique suffisamment prolongé ont subi une opération complète.

Chez elles, les résultats ont été des plus remarquables et méritent d'être démontrés par des observations détaillées. L'indication des cas malheureux est suffisante ; les succès, qui peuvent soulever beaucoup de doutes, exigent des preuves plus précises.

1re obs. — La première malade sur laquelle j'ai expérimenté était Mme L., nièce de Dupuytren. Elle avait 44 ans lorsqu'elle vint me consulter en septembre 1848. Sa tumeur du sein droit était squirrheuse, du volume d'une pomme à peu près ; elle présentait tout l'ensemble des malaises qui ont été rappelés dans le cours de ce travail. Elle entra dans l'établissement de Serin, dirigé alors par M. Geoffroy. Indépendamment des draps mouillés et des douches, elle employa presque chaque jour le maillot sec suivi de l'immersion dans la piscine. Son traitement dura trois mois environ. Au bout de ce temps sa tumeur avait un peu diminué, et malgré des congestions à la tête qu'avaient produites des transpirations trop longues dans la couverture de laine, sa santé générale était devenue excellente ; elle se trouvait si bien, sous tous les rapports, qu'elle partit ne doutant pas de sa guérison ultérieure. Elle fit établir chez elle une piscine et une douche et elle prit l'habitude de continuer dans les temps qui n'étaient pas trop froids les ablutions dont elle avait pris l'habitude dans l'établissement de Serin. Cependant, trois ans plus tard, c'est-à-dire en 1851, sa tumeur augmenta d'une manière évidente et devint douloureuse ; elle se décida à l'opération que je lui pratiquai dans la maison de santé de Mlle Delaunay. Sa tumeur était un squirrhe limité envahissant tout le sein. Peu de temps après sa guérison, elle reprit chez elle les pratiques hydrothérapiques, et, pendant la belle saison, elle ne les a jamais abandonnées complètement. Je l'ai revue plusieurs fois depuis cette époque ; il ne s'est manifesté aucun soupçon de récidive et elle jouit encore aujourd'hui, 1856, de toute la santé compatible avec une grande impressionnabilité nerveuse. Comme on le voit, cette dame ne se décida pas à l'opération immédiatement après un premier traitement hydrothérapique ; mais plus tard elle fut obligée d'y recourir et n'obtint sa guérison qu'en associant l'extirpation du mal avec la médication générale. Elle vit et jouit de sa santé, huit ans après la première époque de son traitement par l'eau froide, six ans après l'opération.

2e OBS. — Au printemps de 1850, je fus consulté par par Mme P., âgée de 45 ans, femme d'un lieutenant-colonel en garnison à Lyon, et atteinte d'un cancer du sein. Ayant reconnu chez elle l'absence de transpiration, la langueur de la calorification et les malaises nerveux les plus variés, je lui conseillai, avant tout, un traitement hydrothérapique ; elle le suivit à l'établissement de Serin, sous la direction de M. Gillebert d'Hercourt; elle le continua trois mois sans que la tumeur qu'elle portait au sein éprouvât de modification sensible. Je l'opérai au bout de ce temps avec l'aide de MM. les docteurs Teissier et Pomiès ; sa tumeur était un encéphaloïde lardacé. La guérison fut rapide, mais sept à huit mois après, c'est-à-dire au printemps de 1851, il se manifesta sous l'aisselle du côté opéré une tumeur dure et douloureuse qui nous fit craindre une récidive. Un nouveau traitement hydrothérapique de deux mois fit disparaître entièrement cette production nouvelle. Depuis cette époque, la guérison ne s'est pas démentie, bien que cette dame ait éprouvé de grands chagrins par suite de la mort de son mari, qui avait été envoyé en Afrique et qui y contracta la maladie à laquelle il a succombé. Depuis cette époque, j'ai eu fréquemment de ses nouvelles, et au mois de décembre 1856, M. Gillebert-d'Hercourt, qui l'avait dirigée dans son traitement hydrothérapique, m'a dit avoir constaté depuis peu de temps la conservation de sa santé et l'absence de récidive.

3ᶜ OBS. — Le sujet de cette observation est une sœur de Saint-Vincent-de-Paul, supérieure d'un établissement à Beaune. Je la vis en consultation avec M. le docteur Laboré, en 1852, et nous reconnûmes chez elle une tumeur encéphaloïde du sein. Elle suivit, d'après notre conseil, un traitement hydrothérapique dans l'établissement de, M. Lubanski. Au bout de deux mois et demi, nous nous hâtâmes de l'opérer, parce que la tumeur avait fait des progrès et menaçait de s'ouvrir, ce qui est toujours grave pour les encéphaloïdes d'un grand volume, comme l'était celui de cette religieuse. Pendant les trois années qui ont suivi l'opération, notre malade est revenue passer un mois ou deux dans l'établissement de M. Lubanski ; ce n'est qu'en 1855 qu'elle a négligé cette précaution. Quoi qu'il en soit, elle jouit actuellement, 1856, d'une parfaite santé, et, récemment encore, j'ai pu constater que sa guérison était complète. Cette sœur m'a souvent rappelé qu'à l'époque où elle fut opérée de son cancer, trois autres femmes subirent, à Beaune, la même opération, suivant la méthode ordinaire, c'est-à-dire sans aucune préparation et que, l'année révolue, elle était la seule qui fût vivante ; toutes les autres avaient succombé à une prompte récidive.

4ᶜ OBS. — À ces trois faits, je dois ajouter celui d'une malade opérée en 1847, par M. Lubanski. La tumeur occupait le sein gauche ; sa nature, squirrheuse fut constatée, avant et après l'opération, par M. le Dʳ Scoutteten, de Metz. M. Lubanski, qui m'a fait connaître ce fait, seulement à l'époque où je lui adressai la religieuse de Beaune qui fait le sujet de la troisième observation, m'a assuré, récemment encore, que cette malade jouissait d'une parfaite santé.

Quoi qu'il en soit, la persistance de la guérison dans les quatre cas qui font le sujet des observations précédentes ne doit pas être attribuée à ce que les tumeurs étaient d'une nature différente de celles des malades dont nous avons esquissé précédemment l'histoire et chez lesquelles ia récidive n'a que trop bien démontré la nature cancéreuse de la maladie. Non seulement les symptômes observés pendant la vie étaient chez toutes parfaitement caractéristiques, mais la dissection des tumeurs après l'opération en a démontré la nature squirrheuse ou encéphaloïde. L'emploi du microscope a été négligé, il est vrai, mais l'on sait que dans les cas nettement caractérisés l'usage de cet instrument est loin d'être indispensable pour établir un diagnostic précis.

Peut-être les faits que je viens de rapporter paraîtront trop peu nombreux ; mais l'on ne s'étonnera pas que je n'aie pu en rassembler un plus grand nombre, si l'on pense combien il est difficile de décider des malades à faire des traitements longs, dispendieux et pénibles, avec la perspective d'une opération, que tous ces préparatifs ne rendent pas inutile ; on comprend aussi que si, animé d'une conviction profonde sur le danger des opérations de cancers pratiqués sans préparation, on parvient à persuader les malades, des années doivent s'écouler avant que l'on puisse savoir si le but a été ou non atteint.

RÉSUMÉ.

En *résumé* des observations que nous avons recueillies depuis sept ans on peut déduire les conclusions suivantes :

1º Le traitement hydrothérapique à lui seul est impuissant à guérir et même à améliorer notablement les tumeurs cancéreuses du sein.

2º L'opération sans préparation ne tarde pas à être suivie de la récidive, et cette récidive n'est pas moins à craindre lorsque l'on s'est contenté d'un traitement général de quelques semaines seulement.

3º Lorsque la tumeur du sein se complique de glandes sous l'aisselle, l'association d'un traitement général complet et d'une opération est encore impuissante à prévenir la récidive.

4⁰ Cette combinaison peut produire une guérison définitive, si la tumeur n'est pas ulcérée et ne s'étend pas au-delà du sein.

Sans doute, il y aurait imprudence à compter toujours sur un résultat heureux, lors même que les malades réuniraient ces dernières conditions et qu'elles seraient traitées par les moyens que je préconise. Il sera toutefois permis alors d'espérer un succès, puisqu'on voit jouir encore de la santé les quatre dernières malades dont nous avons cité les observations, bien que l'une ait été opérée il y a 9 ans par M. Lubanski et que j'aie opéré les autres en 1850, 51 et 52, c'est-à-dire, à une époque distante à peu près de 6 ans, 5 ans et 4 ans du moment actuel.

Je désire que ces faits fixent l'attention des praticiens et qu'ils contribuent à les faire abandonner la méthode si funeste et si généralement suivie de l'opération des cancers du sein sans préparation préalable.

J'admets sans peine que l'on substitue à l'hydrothérapie des médications plus facilement acceptables, telles, par exemple, que l'emploi des eaux minérales ou celui des sudorifiques; j'admets qu'en employant l'hydrothérapie on varie les procédés mis en usage; mais je ne doute pas que la réflexion comme l'expérience ne conduisent à adopter des vues analogues à celles que j'ai développées dans ce mémoire. C'est à la combinaison des moyens qui améliorent la santé générale avec l'opération qu'est réservé l'avenir de la thérapeutique du cancer. C'est dans cette combinaison qu'on trouvera les éléments d'une thérapeutique que la science démontre raisonnable et dont l'expérience, toute bornée qu'elle soit encore, permet d'admettre l'incontestable utilité.